AF297580

DE LA

RÉTENTION PASSAGÈRE

DES URINES

A LA SUITE DES OPÉRATIONS

PAR

Raoul DESVERGNES

Docteur en médecine de la Faculté de Paris.

PARIS

A. PARENT, IMPRIMEUR DE LA FACULTÉ DE MÉDECINE

A. DAVY, successeur

52, RUE MADAME ET RUE MONSIEUR-LE-PRINCE, 14

1884

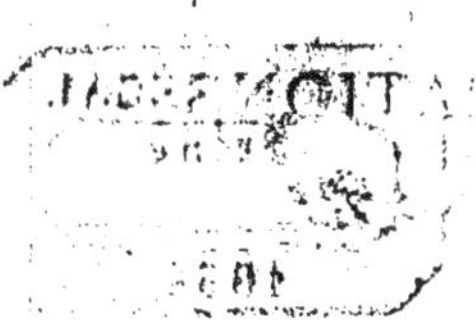

DE LA

RÉTENTION PASSAGÈRE

DES URINES

A LA SUITE DES OPÉRATIONS

PAR

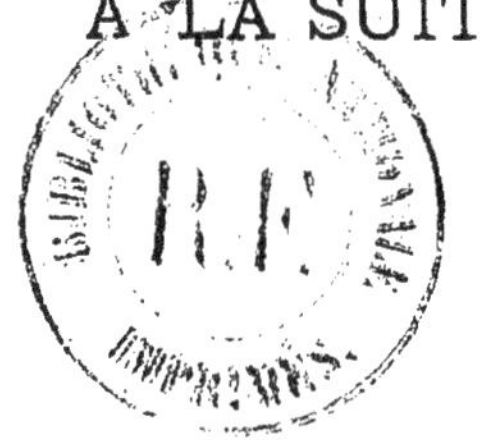 

Raoul DESVERGNES

Docteur en médecine de la Faculté de Paris.

———— ◦◦◦◦ ————

PARIS

A. PARENT, IMPRIMEUR DE LA FACULTÉ DE MÉDECINE

A. DAVY, successeur

52, RUE MADAME ET RUE MONSIEUR-LE-PRINCE, 14

——

1884

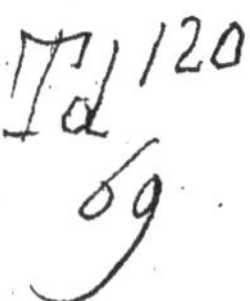

A LA MÉMOIRE DE MES GRANDS-PARENTS

A LA MÉMOIRE DE MON PÈRE
ET DE MA MÈRE

A MA FAMILLE

A MES EXCELLENTS COMPATRIOTES :

M. Louis CHAMBAREAUD
Avocat au Conseil d'Etat et à la Cour de cassation.

M. LE DOCTEUR PEYROT
Chirurgien des hôpitaux,
Professeur agrégé à la Faculté de médecine.

En témoignage de ma reconnaissance.

A MES MAITRES DANS LES HOPITAUX.

DE

LA RÉTENTION PASSAGÈRE DES URINES

A LA SUITE DES OPÉRATIONS

INTRODUCTION.

C'est à l'occasion de deux faits de ce genre survenus, ces vacances, dans le service de clinique chirurgicale de l'Hôtel-Dieu, et sur lesquels M. le Dʳ Peyrot, chirurgien des hôpitaux, professeur agrégé de la Faculté, a attiré notre attention dans une leçon fort intéressante, que nous avons été conduit à faire des recherches sur cet accident singulier, que nous présentons aujourd'hui comme sujet de notre thèse.

Nous n'avons pas la prétention d'apporter une solution définitive à ce difficile problème; notre but est plus modeste : nous voulons seulement condenser en quelques pages ce qu'on a dit jusqu'alors et montrer par des faits nouveaux que ce phénomène est plus fréquent qu'on ne croit généralement.

Qu'il nous soit permis d'offrir nos remerciements bien sincères à notre excellent compatriote M. le

Dr Peyrot, dont l'amitié nous a été si souvent précieuse aux cours de nos études, et qui a bien voulu nous prêter son concours en mettant à notre disposition les documents qu'il possède sur cette question.

Nous prions aussi M. Marciguey, interne des hôpitaux, d'accepter l'expression de notre gratitude pour la bonté qu'il a eue de nous communiquer les observations qu'il a réunies pendant qu'il était à l'hôpital Beaujon.

HISTORIQUE

On sait, depuis longtemps, que certains traumatismes accidentels ou opérations portant sur la région ano-périnéale peuvent se compliquer d'une rétention d'urine temporaire, sans lésion appréciable des organes génito-urinaires.

Hippocrate avait déjà noté cette complication dans la luxation de la cuisse en avant (1).

« Ces blessés, dit-il, sont ceux qui immédiatement souffrent le plus, et ils sont tout d'abord plus exposés à la rétention d'urine qu'on ne l'est dans les autres luxations ; car c'est dans ce cas que la tête du fémur repose le plus près des cordons importants. »

Les plaies du bassin par armes à feu produisent le même résultat, ainsi que le prouve une observation de Planque (2).

En dehors des luxations coxo-fémorales, on rencontre encore fréquemment la rétention d'urine après les grandes opérations.

(1) Œuvres d'Hippocrate, traduction de Littré, t. IV, p. 257.
(2) Mémoires de l'Académie royale de chirurgie, 1768.

Diard, en 1828, en parle ainsi dans sa thèse (1) :
« Peu d'accidents, en général, se développent vers
les organes urinaires après les grandes opérations.
Dans les premiers jours qui leur succèdent, la sécré-
tion de l'urine est ordinairement peu abondante.
Les rétentions d'urine qu'on observe quelquefois
sont rarement dues à l'inflammation de la vessie ;
elles sont plus souvent le résultat de la contraction
spasmodique du col, qui cesse aussitôt que l'éré-
thisme est dissipé. » Depuis cette époque, ce trouble dans la miction a été constaté souvent par un
grand nombre de chirurgiens dans des cas fort va-
riés.

M. Verneuil l'a signalé après une cautérisation
d'hémorrhoïdes, à la suite de l'ablation d'un épi-
thélioma du rectum, d'un papillome de la marge de
l'anus (2) ; M. Panas l'a vu suivre une opération de
fistule à l'anus (3) ; enfin, M. Blondeau l'a observé
consécutivement à l'introduction de mèches dans le
rectum (4).

Mais ce n'est pas seulement à la suite de traumatismes ou d'opérations portant sur le bassin ou sur
les organes qui y sont contenus qu'ont été observées
les rétentions d'urine. On les a vues se produire
aussi après des amputations du membre inférieur,
et quelquefois, mais plus exceptionnellement, à la

(1) Diard. Thèse de Paris, 1828, n° 90.
(2) Thèse de Dartigues, 1873.
(3) Basset. Thèse de Paris, 1860.
(4) Gazette des hôpitaux, n° 9, année 1867.

suite d'opérations pratiquées sur le membre supérieur.

M. Verneuil a particulièrement attiré l'attention sur ce sujet.

Ces données curieuses, confirmées par plusieurs chirurgiens, reposent aujourd'hui sur des faits nombreux.

En 1873, M. Dartigues réunissait dans sa thèse, faite sous l'inspiration de M. Verneuil, un certain nombre d'observations intéressantes de rétention d'urine survenue après des opérations diverses, entre autres des amputations de jambe, de cuisse, de sein, le redressement d'une ankylose du coude.

La même année, M. le Dr Nicaise, chirurgien des hôpitaux, publiait une revue sur le même sujet dans la *Gazette médicale de Paris*.

En résumé, la rétention d'urine a été observée à la suite d'opérations qui portent sur des régions plus ou moins rapprochées de la vessie ; mais elle n'a été signalée qu'à titre très exceptionnel, après des opérations pratiquées sur des régions très éloignées des centres génito-urinaires.

La rétention d'urine survenant dans des cas de ce genre n'est pas aussi rare qu'on pourrait le croire.

C'est ce que nous nous proposons de démontrer.

OBSERVATION I.

Opération de la cataracte. Rétention d'urine.
(Communiquée par M. le Dr Peyrot.)

Léon Lhaute, 59 ans, courtier de commerce, est entré à l'Hôtel-Dieu, dans le service d'ophthalmologie, le 7 septembre 1883, pour une cataracte de l'œil droit.

Il est légèrement emphysémateux et sujet à des douleurs rhumatoïdes.

Les urines sont normales, cependant depuis longtemps la miction s'opérait d'une manière défectueuse : envies d'uriner fréquentes, nécessitant des efforts ; le jet de l'urine est gros mais sans force il est souvent interrompu. Jamais il n'a eu de rétention complète d'urine et n'a point été sondé.

Il est opéré sans anesthésie, le 13 septembre, par le Dr Peyrot, agrégé de la Faculté, suppléant le professeur Panas.

Incision cornéale, petit lambeau supérieur, pas d'iridectomie.

Il était à peine transporté dans son lit qu'il éprouvait le besoin d'uriner, et constatait qu'il ne pouvait le faire qu'imparfaitement. Il s'est livré toute la journée à des efforts douloureux et a passé une mauvaise nuit.

La dysurie dure avec le même caractère pendant toute la journée du 14 septembre, l'urine ne sortait que par gouttes. Le malade a rempli à peine la moitié de son urinoir. Constipation. Calomel.

Le toucher rectal montre que la prostate est à peine hypertrophiée.

Le 15 septembre, après une mauvaise nuit, on trouve la vessie très distendue. Le malade n'a pas uriné depuis la veille. Le cathétérisme est pratiqué avec une sonde de gomme. Un moment le spasme de la région membraneuse arrête l'instrument, qui enfin pénètre dans la vessie et donne issue à un litre d'urine un peu trouble.

Il a fallu le sonder de nouveau le soir.

Cette situation a persisté avec des alternatives de mieux et de plus mal jusqu'à la sortie du malade, qui a lieu le 5 octobre 1883.

Les résultats de l'opération n'ont été en aucune façon influencés par cet accident. A sa sortie, l'acuité visuelle était à peu près normale.

OBSERVATION II.

Cancroïde de la racine du nez près du grand angle de l'œil droit. Ablation. Rétention d'urine.
(Communiquée par M. le Dr Peyrot.)

Thévenin, mécanicien, 62 ans, entré le 17 septembre dans le service du professeur Richet, suppléé par M. le Dr Peyrot, agrégé de la Faculté. Se dit âgé de 62 ans, n'en paraît pas 50.

Depuis longtemps, envies fréquentes d'uriner. Il lui faut toujours un coup de piston pour sortir les dernières gouttes d'urine. Ce jet tombe verticalement sur ses bottes, mais il est gros. Il est sujet à la constipation. Il a eu autrefois des rhumatismes et il est arthritique.

Opéré sous le chloroforme le 20 septembre 1883. Deux ou trois heures après l'opération, envies douloureuses d'uriner. L'urine sortait peu à peu (un peu plus que par gouttes) ; après la miction, légères douleurs, comme un tiraillement.

21 septembre. La nuit, il a eu des envies très fréquentes d'uriner, accompagnées de ténesme. Toute l'urine qu'il a rendu pendant les vingt-quatre heures qui se sont écoulées depuis l'opération ne dépasse pas 150 grammes.

A dix heures du matin, comme on sentait un peu de matité et que le malade souffrait toujours en voulant uriner, on l'a sondé avec une sonde molle en caoutchouc vulcanisé qui a pénétré assez facilement dans la vessie, sans aucune violence.

Cependant, sur les côtés de la sonde, il est sorti deux ou trois gouttes de sang. On a obtenu avec le cathétérisme un quart de litre [d'urine environ. Cette urine dépose un peu, mais elle n'est pas trouble.

Soir. Le malade dit avoir beaucoup souffert dans la journée. Toutes les fois qu'il veut uriner, il a une douleur exagérée par les efforts qu'il fait ; puis l'urine sort par un jet faible. La miction est suivie de sensations de tiraillement et de quelques gouttes de sang, avec un peu d'urine qui restait dans le canal, malgré les efforts du malade.

Malgré les phénomènes de cystite du col, le

malade a pu uriner et remplir une partie de son urinoir (le quart environ).

Il n'y a pas de matité à la région vésicale. Pas de fièvre.

Le 22. La nuit qui vient de passer a été relativement bonne. Il a pu uriner.

Le lendemain, tous les accidents avaient cessé.

OBSERVATION III.

Petit adénome kystique de la parotide. Ablation. Rétention passagère d'urine.
(Communiquée par M. le Dr Peyrot.)

M. Th..., 58 ans, est atteint depuis près de deux ans d'une petite tumeur de la région parotidienne. Un kyste reposant sur une base un peu épaisse forme dans la région parotidienne une masse du volume d'une pomme d'api.

L'ablation est pratiquée le 24 mai 1883, sous le chloroforme, par le Dr Peyrot, chirurgien des hôpitaux.

Le soir le malade n'a pas uriné, mais il n'en a pas grand besoin.

Le lendemain 25 mai, M. Peyrot trouve la vessie distendue et pratique le cathétérisme au moyen d'une sonde molle en caoutchouc rouge. Le malade n'avait pas souffert d'envie d'uriner; il se plaignait à peine d'un sentiment de distension dans le bas-ventre. Issue de 800 grammes d'urine normale environ.

Le cathétérisme est répété le lendemain 26 mai. Le soir de ce même jour le malade urine tout seul et depuis il n'a plus présenté aucun trouble de la miction.

Il n'en avait jamais présenté auparavant, et urinait une seule fois chaque nuit.

Le toucher rectal ne révélait pas d'hypertrophie prostatique véritable.

La guérison de la plaie opératoire fut obtenue par première intention et ne nécessita que deux pansements.

OBSERVATION IV.

Abcès sous-mammaire d'origine périostique. Ouverture au bistouri. Rétention d'urine.

(Communiquée par M. Marciguey, interne des hôpitaux.)

La nommée Reybel, âgée de 25 ans, boulangère, est entrée, le 19 novembre 1883, salle Sainte-Agathe, n° 15, service de M. le Dr Labbé à l'hôpital Beaujon, pour une périostite costale qui, d'abord, simula une tumeur du sein.

Au bout de quelques jours, la présence d'un abcès sous-mammaire fut nettement constatée.

20 novembre, matin. L'abcès est ouvert le 20 novembre avec le bistouri, au-dessous du grand pectoral, près du bord antérieur de l'aisselle. Pus en abondance.

Lavages répétés avec la solution phéniquée forte. Drainage et pansement de Lister.

Soir. Rétention d'urine. Vomissements chloro-formiques. T. 39°,2.

Le 21, matin. Même état. Rétention d'urine. T. 38°,4.

Soir. T. 39°,2.

Le 22. Le pansement est un peu taché; on le renouvelle. Pas de fièvre. T. 37°,8.

Elle urine le matin spontanément.

Le 23, matin. La rétention d'urine se reproduit. T. 37°,9.

Soir. T. 38°.

Le 24, matin. La poche de l'abcès est réunie par première intention dans la portion mammaire, mais suppure au-dessous du grand pectoral. T. 37°,4.

Soir. T. 38°2.

Pansement humide, même rétention d'urine.

Le 28. A la visite du soir, le malade a un peu de fièvre. T. soir, 39°.

Elle a uriné spontanément dans la journée.

Le 30. Suppuration abondante du foyer sous-pec toral. La rétention d'urine ne s'est pas reproduite.

6 décembre. La malade ne se lève pas encore. Très bon état général.

OBSERVATION V.

Tumeur fibreuse du sein. Ablation. Rétention d'urine.

(Communiquée par M. Marciguey, interne des hôpitaux.)

La nommée Mariage, âgée de 20 ans, domesti-que, est entrée le 1er décembre 1883, salle Sainte-

Agathe, n° 3, service de M. le Dr Labbé, à l'hôpital Beaujon, pour une tumeur fibreuse du sein.

La mère est morte à l'âge de 27 ans, d'un cancer au sein.

Elle-même a toujours été bien portante. Son état général est très bon.

Elle porte dans le sein gauche une tumeur dure, lisse et très molle sur les parties profondes et sous la peau qui n'offre d'ailleurs aucune altération.

Le 11. La malade est opérée le matin. La moitié de la glande est enlevée.

Soir. Pas de fièvre. Rétention d'urine.

Le 15. Très bon état. A la suite d'une purgation, la malade urine spontanément. Jusqu'ici on a dû la sonder deux fois par jour.

Le 19. La rétention d'urine ne s'est pas reproduite.

Le 15. Très bon état général.

OBSERVATION VI.

*Arthrite ancienne du genou. Ankylose. Opération.
Rétention d'urine.*

Communiquée par M. Marciguey, interne des hôpitaux.)

La nommée Frément, âgée de 22 ans, couturière, entrée le 10 octobre 1883, salle Sainte-Agathe, n° 16, service de M. le Dr Labbé, à l'hôpital Beaujon, pour une arthrite ancienne du genou avec ankylose.

Cette malade est d'une constitution délicate, un

peu nerveuse, ne présente aucune diathèse tuber-
culeuse ni autre.

27 novembre. Opération.

Incision anti-elliptique à concavité supérieure,
pénétrant jusque dans l'articulation. La rotule est
fixée sur le condyle externe. Énucléation de cet os.
Les ligaments latéraux sont pénétrés par les fongo-
sités qui tapissent la synoviale. Section des ligaments croisés. Résection de 1/2 centimètre du pla-
teau tibial et sus-condylien fémoral.

Pansement de Lister.

Soir. Pas de fièvre. Quelques douleurs, frissons.
Injection de morphine. T. 36°,2.

Rétention d'urine. Injection de morphine.

Le 29, Très peu de fièvre. T. 38°. La malade
accuse de grandes douleurs dans le membre opéré.
Les vomissements chloroformiques ont continué hier
et aujourd'hui.

Rétention d'urine.

Le pansement est enlevé pour la première fois.
Pas de pus, très peu de sang.

Soir. Frissons dans la journée. T. 38°,2.

1er décembre. Les vomissements sont arrêtés depuis hier. Vin de pepsine après le repas. Pas de
fièvre.

Rétention d'urine.

Le 4. Très bon état. La malade souffre peu.

Deuxième pansement. Pas de suppuration ni de
gonflement du genou. Pas de fièvre.

Le 5. Depuis hier matin, elle urine spontanément.

Desvergnes.　　　　　　　　　　　　　　　2

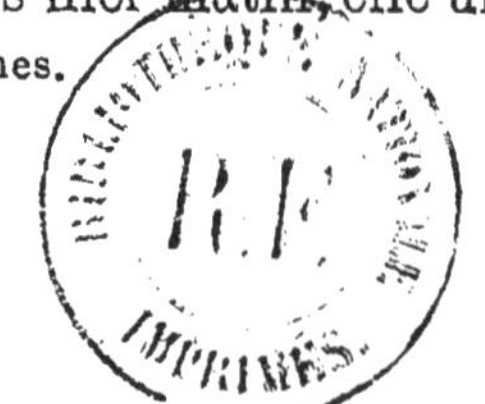

Le 17. Cinquième pansement. Pas de suppuration. On enlève les fils d'argent. Très bon état général et local.

OBSERVATION VII.

Squirrhe atrophique du sein. Ablation. Rétention d'urine.

(Communiquée par M. Marciguey, interne des hôpitaux.)

La nommée Schmit, âgée de 57 ans, cuisinière, entre le 26 novembre 1883, salle Sainte-Agathe, n° 7, service de M. le Dr Labbé, à l'hôpital Beaujon, pour un squirrhe atrophique du sein.

Cette malade a toujours été bien portante. Elle paraît d'ailleurs d'une solide constitution.

Lorsqu'on palpe le sein, on sent une tumeur dure, aplatie, mal limitée qui occupe le milieu du sein. Elle est adhérente à la peau et glisse mal sur les parties profondes. Elle présente donc une certaine adhérence aux côtes.

5 décembre. Amputation complète du sein. Quelques ganglions de l'aisselle sont enlevés.

Toutes les précautions antiseptiques sont employées et on essaie la réunion par première intention.

Soir. Pas de fièvre ni de douleurs.

Rétention d'urine.

Le 6. Pas de fièvre. Le pansement est un peu taché. Il est renouvelé. La sérosité sanguinolente s'écoule facilement.

Le 13. La malade urine spontanément pour la première fois.

Albuminurie.

Le 19. La réunion a complètement manqué ; la plaie est largement ouverte et présente un aspect assez terne. Pas de bourgeons charnus.

T. 38,8. Mauvais état général. Perte de l'appétit. Dyspnée. Quelques râles de bronchite dans la poitrine.

La rétention d'urine ne s'est pas reproduite.

Le 26. La malade meurt des suites d'une néphrite interstitielle constatée à l'autopsie. Pas trace d'infection purulente.

OBSERVATION VIII.

Squirrhe du sein droit. Ablation. Rétention d'urine.

(Thèse de Dartigues, 1873.)

M. Verneuil a opéré, le 29 novembre 1873, une campagnarde de 39 ans, robuste et n'ayant jamais été malade, d'une tumeur squirrheuse du sein droit. Le mal avait débuté depuis longtemps sous forme d'une petite induration indolente et stationnaire, que deux grossesses et une fausse couche n'avaient pas modifiée.

La mamelle est enlevée en totalité. La plaie, maintenue béante, est pansée avec l'eau phéniquée projetée en poussière plusieurs fois dans les vingt-quatre heures. Suites fort simples, la fièvre traumatique commence le soir même, mais reste fort modérée, le thermomètre n'ayant jamais atteint 39°.

Il n'y a eu à signaler, comme phénomènes notables, que des sueurs abondantes et une rétention d'urine qui, pendant longtemps, nécessite le cathétérisme répété deux ou trois fois par jour.

20 décembre. Les troubles de la miction reparaissent. Cataplasmes sur le bas-ventre. La plaie va aussi bien que possible.

8 janvier 1870. La difficulté d'uriner existe encore un peu, mais elle est moins marquée et finit par disparaître.

OBSERVATION IX.

Amputation du sein. Rétention d'urine.

(Thèse de Dartigues, 1873.)

Batiste (Pauline), 53 ans, lingère, entre à l'hôpital Lariboisière, dans le service de M. le professeur Verneuil, salle Sainte-Jeanne, n° 4, le 26 octobre 1869, pour une récidive de cancer du sein, opéré une première fois six ans auparavant.

28 octobre. On l'opère et l'on fait l'ablation de la tumeur en y comprenant la cicatrice de la première opération.

Les jours suivants, soif vive, un peu de fièvre; la plaie n'offre rien d'anormal.

2 novembre. Teinte subictérique; urine couleur d'acajou.

Le 4. Impossibilité complète d'uriner. La malade raconte que le même accident lui est survenu après la première opération, ainsi qu'après chacune de ses trois couches, et que cet état a duré chaque fois une huitaine de jours.

La rétention complète dure jusqu'au 15 novembre, la malade ne peut uriner sans le secours de la sonde.

Le 8. Apparition d'un érysipèle. Pas de symptômes généraux graves, mais la rétention s'accompagne d'une constipation qui dure quatre ou cinq jours.

Le 15. La malade commence à uriner seule. Lorsqu'elle veut uriner, elle ressent d'abord de vives douleurs à la vulve, puis l'urine s'échappe en petite quantité.

Elle urine cinq ou six fois pendant la nuit. La douleur vulvaire disparaît peu après la miction.

A partir de cette époque, la malade va de mieux en mieux. Elle sort le 20 décembre, en voie de guérison.

OBSERVATION X.

Tumeur du sein. Ablation. Rétention d'urine.

(Citée dans la thèse de Dartigues, 1873.)

Manon (Victoire), 53 ans, domestique, entre à Lariboisière, dans le service de M. Verneuil, salle Sainte-Jeanne, n° 5, le 18 novembre 1869, pour une tumeur du sein dont l'apparition remonte à deux ans. Actuellement, elle est du volume du poing. La peau est tendue, bleuâtre, non altérée; l'état général est bon.

L'opération a lieu le 8 décembre. On enlève toute la glande mammaire avec la peau qui la recouvre, et l'on fait l'occlusion de la plaie avec de la baudruche dont on fixe les bords avec du collodion.

8 décembre. Pas d'accidents du côté de la plaie; mais le soir la malade est prise de rétention d'urine. Elle ne peut uriner que le 9 au soir, et en petite quantité.

Le 10. Même état; on sonde la malade. Cet état dure jusqu'au 17; la malade n'urine que le soir, difficilement, et peu à la fois; on est obligé de la sonder pour vider la vessie.

OBSERVATION XI.

Ankylose du coude. Réduction. Rétention d'urine.
(Thèse de Dartigues, 1873.)

Il s'agit d'une fille de 27 ans, Elisa V..., domestique, entrée le 11 juin 1873, à l'hôpital de la Pitié, salle Saint-Augustin, n° 10, pour une ankylose du coude droit, remontant au mois de janvier de cette année.

Le 17 juillet, M. le professeur Verneuil, après avoir endormi la malade, opère au redressement du membre anthyloré. Le soir, quand la malade veut uriner, elle ne peut y parvenir, malgré tous ses efforts, et le lendemain matin on est obligé de la sonder.

Aujourd'hui, 22 juillet, la rétention d'urine persiste encore, et la malade est sondée deux fois par jour.

OBSERVATION XII (Personnelle).

Sarcome costal. Opération. Rétention d'urine.

La nommée Becker (Louise), âgée de 21 ans. repasseuse, entre le 10 décembre 1883, salle Notre-Dame, n° 20, service de M. le professeur Richet, suppléé par M. Humbert, à l'Hôtel-Dieu.

Elle avait déjà été admise à l'Hôtel-Dieu durant les mois de mars, d'avril et de mai pour un sarcome costal; elle avait été opérée par M. le D' Peyrot.

Aujourd'hui, elle revient avec une récidive sur place.

15 décembre. M. Humbert fait une nouvelle opération et extirpe la tumeur dans sa totalité. Cette extirpation nécessite la résection des 9° et 10° côtes de 7 à 8 centimètres.

La cavité pleurale, qui contient inférieurement un épanchement séreux avec quelques flocons purulents, se trouve largement ouverte, et la tumeur est facile à circonscrire sur la paroi thoracique, mais en bas elle est adhérente au diaphragme.

En le décollant de ce côté, le diaphragme se trouve atteint. L'extirpation achevée, le péritoine se trouve

ouvert par une large solution de continuité du diaphragme, 8 à 10 centimètres de longueur. La plaie
est nettoyée avec soin. M. Humbert réunit l'ouverture péritonéale avec le catgut. Réunion de la plaie
cutanée au fil d'argent.

Pansement de Lister.

La malade est très déprimée. Elle prend du cham-
pagne dans l'après-midi.

Le soir, la dépression est moindre, la malade a
peu souffert.

Elle n'a pas uriné depuis le matin.

Le 16. On a été obligé de sonder la malade hier
soir à 11 heures. Ce matin elle a pu uriner spontanément.

État général bon. La malade a dormi. Le matin,
T. 38,8. Soir, T. 38,5.

Le 17. Hier soir, nouvelle rétention d'urine. Pas
de miction jusqu'au moment de la visite.

Nouveau cathétérisme. La malade a dormi.
T. 37.4. Soir, 37°.

A partir de ce jour, la rétention d'urine ne se
reproduit pas.

L'état général se maintient bon. La malade de-
mande à manger. T. matin, 37.8. Soir, T. 37°.

Le 18. Même état général. T. 37,6.

OBSERVATION XIII.

Rétention d'urine à la suite d'un badigeonnage au perchlorure
de fer pratiqué sur la région inguinale.
(Atkinson, the Practitionner, octobre 1874.)

Le malade était un homme de 48 ans, robuste,
vigoureux, d'une bonne santé habituelle, très sobre,
mais en puissance de diathèse goutteuse (peut-être
héréditaire). Sortant de l'église par un temps
obscur, il fit un faux pas et se tourna légèrement
la cuisse, il s'ensuivit une enflure douloureuse des
ganglions inguinaux. En une semaine, l'enflure
prit les caractères d'une inflammation goutteuse,
et peu après une rougeur érysipélateuse apparut à
l'aine et sur une partie de la cuisse.

Je pratiquai un badigeonnage avec du perchlorure de fer, et le jour suivant je trouvai mon malade atteint d'une strangurie violente. Puis, après
vingt-quatre heures, cet accident avait complètement cessé et jamais ne reparut.

Cet événement m'embarrassa ; j'étais peu porté à
le regarder comme le résultat de l'emploi du perchlorure de fer, mais bien plus disposé à l'attribuer à
l'état goutteux des reins ; mais un jour ou deux
après, mon malade me raconta qu'il se rappelait
avoir eu un accident absolument semblable à l'âge
de 20 ans. Il avait fait naufrage dans les mers de
Chine ; parvenu dans une île, dépouillé de tous ses
vêtements, il avait été forcé d'accepter les habits
sales et graisseux que les indigènes lui offraient.

La conséquence, c'est du moins sa supposition, d'avoir revêtu ces sales hardes, fut qu'il eut une éruption autour de la ceinture qu'il dit avoir été « la gale », mais qui peut aussi bien avoir été de l'herpès zoster.

Arrivé à Singapour, un chirurgien qu'il consulta lui fit badigeonner cette éruption avec du perchlorure de fer, et, à la suite, il fut pris d'une strangurie complète qui dura un jour ou deux.

DISCUSSION DES OBSERVATIONS.

Les observations que nous venons de rapporter nous apprennent que la rétention d'urine qui survient à la suite des opérations se montre le plus souvent après l'opération même; généralement, c'est le soir du même jour que le malade appelle l'attention du chirurgien sur l'impossibilité dans laquelle il est d'évacuer l'urine.

Nous ne trouvons d'exception à ce fait que dans l'observation de M. Dartigues (observation IX), dans laquelle la rétention semble n'avoir débuté que huit jours après l'opération; mais cette observation est laconique, et il peut se faire que les phénomènes ne soient pas rapportés très exactement.

Parfois, la rétention ne s'accompagne d'aucun phénomène douloureux. Il existe souvent une sensation de plénitude dans le bas-ventre. Chez quelques malades (observations I et II en particulier), on a constaté un véritable ténesme; les malades faisaien des efforts fréquents et n'évacuaient que quelques

gouttes d'urine au milieu de véritables douleurs.
La durée de la rétention d'urine est habituelle-
ment courte. Dans les observations II, III, XII,
XIII, elle n'a pas été de plus de deux jours. Plusieurs fois elle s'est prolongée jusqu'au cinquième,
au huitième, et au neuvième jour.

Dans deux faits seulement (observation I, homme
de 59 ans, et observation VIII, femme de 39 ans),
elle a été beaucoup plus longue, puisqu'elle a atteint
un mois dans un de ces cas et que, dans l'autre, on
ne sait pas à quelle époque elle s'est terminée.

La plupart du temps les accidents cessent tout
d'un coup pour ne plus reparaître. Quelquefois,
pourtant, ils s'interrompent une journée ou une
demi-journée, et reparaissent ensuite. Ainsi , le
sujet de l'observation IV, femme de 25 ans, après
une rétention d'urine de deux jours, parvient à
uriner seulement le troisième, n'y parvient plus
le quatrième, et n'est débarrassée de ces accidents
que le huitième jour.

Le sujet de l'observation VIII fut également
prise plusieurs fois de symptômes qui durèrent
dans leur ensemble un mois, avant de disparaître
tout à fait.

La femme qui fait l'objet de l'observation XII fut
prise, comme les autres, le soir de son opération,
urina seule le lendemain, et dut être sondée de
nouveau le surlendemain.

Quelle est la nature et la cause de ce trouble dans
la miction ? Les 13 observations que nous publions

se rapportent toutes à des traumatismes opératoires fort éloignés de la région ano-périnéale et d'une gravité médiocre. Nous ne pouvons faire d'exception que pour notre observation XII, dans laquelle l'ablation d'un sarcome costal a nécessité une intervention réellement très sérieuse.

Il fallait insister sur ce point pour bien montrer que les accidents que nous signalons ne peuvent pas être mis sur le compte de ce qu'on appelle le choc traumatique. Les rétentions d'urine dans cet état de choc ne sont pas rares, mais ne sont peut-être pas de même ordre que celles qui font l'objet de notre travail.

Ici, en effet, nous voyons dans l'observation I, une opération de cataracte, dans l'observation II, l'ablation d'un petit cancroïde de la racine du nez, dans l'observation III, l'extirpation d'un petit adénome parotidien, et même, dans l'observation XIII, un simple badigeonnage au perchlorure de fer produire la rétention d'urine.

On ne peut évidemment, dans les cas de ce genre, invoquer quelque chose qui ressemble au choc traumatique. Chez deux des malades dont nous rapportons l'histoire (observation I et observation II), les accidents qui se sont montrés immédiatement après l'opération ont persisté longtemps après elle. Il semble que chez ces malades qui, du reste, présentaient un âge assez avancé, 59 ans et 62 ans, l'opération ait été, pour les accidents dysuriques imminents depuis longtemps, l'occasion de se manifester. Chez tous les deux, en effet, on avait noté quelque temps avant l'opération des troubles dans la miction, des envies d'uriner fréquentes, efforts, jets d'urine interrompus, etc.

Il est clair que les voies urinaires chez ces malades n'étaient pas dans un état d'intégrité absolue. Je dois dire, cependant, que ni chez l'un ni chez l'autre on n'avait signalé une augmentation de volume de la prostate.

Les phénomènes, dont l'opération a provoqué l'apparition, ont persisté chez le malade de l'observation I jusqu'au moment de sa sortie, et nous ne ne savons pas s'ils n'ont pas duré longtemps encore après sa guérison. Ils ont paru cesser aussi rapidement que chez les malades sains, dans le cas qui fait l'objet de notre observation II.

Cet état des voies urinaires qu'il fallait bien signaler ne joue pas, il s'en faut, un rôle prépondérant dans la genèse de la rétention d'urine que nous étudions.

En effet, beaucoup d'autres malades n'avaient jamais présenté rien d'anormal du côté du canal urinaire. Plusieurs sont jeunes, et enfin un certain nombre de nos observations (9 sur 13) se rapportent à des femmes.

Nous nous sommes demandé si la chloroformisation pouvait avoir une certaine importance dans la production des troubles dysuriques; mais quelques-unes des observations que nous citons ont trait aussi à des malades qui ont été opérés sans chloroforme.

La cause des accidents dont nous parlons est en somme assez mystérieuse. Il est bien vraisemblable qu'il existe là un spasme du sphincter vésical analogue à celui qui se produit dans un certain nombre de circonstances normales.

On observe souvent, en effet, des difficultés d'uriner chez des personnes très impressionnables.

Guthrie rapporte le fait d'un avocat qui, lorsqu'il avait à plaider une affaire importante, souffrait d'une difficulté d'uriner spasmodique.

Dittel cite l'observation d'un étudiant qui, avant de subir ses examens, était atteint des mêmes troubles fonctionnels (1).

Certains sujets ne peuvent uriner qu'étant seuls ; s'ils sentent quelqu'un près d'eux, s'ils l'entendent, même sans le voir, quel que soit leur besoin d'uriner, quels que soient aussi les efforts auxquels ils se livrent pour satisfaire ce besoin, ils n'y parviennent pas. Bien plus, s'ils ont commencé à uriner, l'arrivée près d'eux d'un individu qu'ils entendent, même lorsqu'ils ne le voient pas, provoque immédiatement l'interruption du jet de l'urine.

Enfin, certaines passions violentes, la colère, par exemple, amènent la production de la rétention d'urine, ainsi que le prouve l'observation suivante empruntée à la thèse de M. Sebeaux (2). Je l'ai reproduite in extenso, à cause de sa netteté et de sa précision.

(1) Archives de Langenbeneth, 1879.
(2) Thèse de Paris, 1876.

OBSERVATION XIV.

Violents accès de colère. Contraction du col vésical.
Cathétérisme. Disparition rapide de l'accident.

(Thèse de Sebeaux.)

Le nommé Pierre K..., âgé de 28 ans, entre à l'Hôtel-Dieu de Rennes, le 22 août 1873. Il se plaint de ne pouvoir uriner et éprouve de vives douleurs.

Le cathétérisme ne révèle ni corps étrangers, ni rétrécissement. Avec la sonde évacuatrice, on donne issue à une quantité assez considérable d'urine. Aussitôt après, les symptômes douloureux disparaissent. Le malade, interrogé, raconte qu'après une violente colère, il a éprouvé des besoins fréquents et impérieux d'uriner. Après vingt heures, les douleurs étaient si vives qu'il s'est fait transporter à l'hôpital.

Après une nouvelle investigation de la part du chirurgien, il devient très manifeste que le canal est complètement libre. Le malade n'offre aucun signe de tubercules prostatiques, et les vésicules séminales sont complètement intactes.

On diagnostique alors une névralgie du col vésical de cause inconnue.

D'après les commémoratifs : pas de blennorrhagie antérieure, pas d'excès vénériens, pas de cystite cantharidienne.

On garde le malade à l'hôpital, et le 27 août, après

une discussion vive, Pierre K..., présente des symptômes névralgiques du col vésical. On fait un seul cathétérisme et tout disparaît.

Le 8 octobre, le malade, d'une humeur difficile, éprouve après s'etre battu les mêmes accidents.

Il sort de l'hôpital le 30 septembre, ne conservant rien de son affection ; et, dans les quelques mois qui suivent, il vient plusieurs fois réclamer un cathétérisme nécessité par les mêmes causes.

Il nous paraît évident que, dans cette observation comme dans les observations précédentes, on ne peut voir autre chose que le résultat d'une contracture spasmodique du sphincter vésical par action réflexe. C'est ainsi que M. Nicaise envisage la question.

Quant à savoir pourquoi le réflexe, si l'on veut veut l'appeler ainsi, se porte sur la vessie plutôt que sur tel ou tel autre point de l'économie, nous ne pouvons que constater notre parfaite impuissance à donner de ce fait une explication de quelque valeur.

CONCLUSIONS.

Nous résumons les points essentiels du présent travail dans les quelques propositions suivantes :

1° La rétention d'urine se montre assez souvent chez les malades qui ont subi une opération chirurcale même légère, et portant sur un point du corps éloigné de la sphère génito-urinaire.

2° Elle apparaît immédiatement après l'opération et n'a le plus souvent qu'une courte durée.

3° Le pronostic de la rétention d'urine consécutive aux opérations est généralement bénin.

Paris. — A. PARENT, imp. de la Fac. de médec., A. DAVY, successeur, 52, rue Madame et rue M.-le-Prince, 14.

19

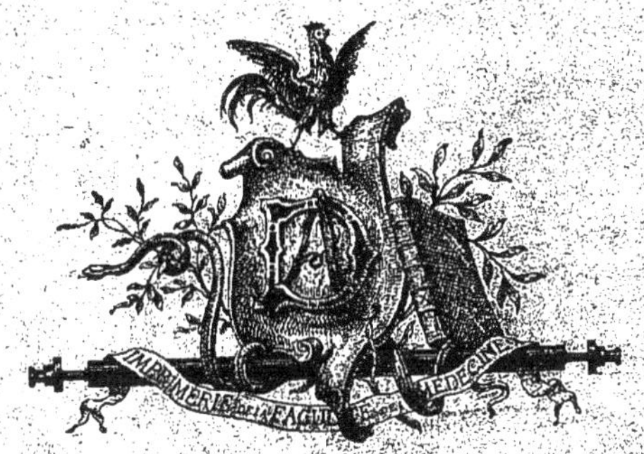